L'INSUFFISANCE CARDIAQUE

CE QUE VOUS DEVEZ SAVOIR
(QUESTIONS ET REPONSES)

Par Rumi Michael Leigh

Introduction

Je voudrais vous remercier et vous féliciter pour le téléchargement de ce livre, "*L'insuffisance cardiaque, ce que vous devez savoir (questions et réponses)*"séries.

Ce livre vous aidera à comprendre, à réviser et à avoir de bonnes connaissances générales et des mots-clés sur l'insuffisance cardiaque et mieux comprendre ce que vivent les gens qui souffrent de cette maladie.

Encore merci d'avoir téléchargé ce livre, j'espère que vous l'apprécierez !

Chapitre 1

1)Qu'est-ce qu'une insuffisance cardiaque?

- C'est lorsque le cœur est trop faible pour pomper efficacement le sang vers les organes.

2)Quelle est la fonction du cœur?

- Sa fonction est d'alimenter et de pomper le sang vers les organes du corps.

3)Les côtés droit et gauche du cœur ont-ils la même fonction?

- Non.

4)Quelle est la fonction du côté droit du cœur?

- L'apport d'oxygène aux poumons.

5)Quelle est la fonction du côté gauche du cœur?

- L'apport d'oxygène au corps.

6)Combien de types d'insuffisance cardiaque existe-t-il?

- Il existe deux types d'insuffisance cardiaque.

7)Quels sont les types d'insuffisance cardiaque?

- L'insuffisance cardiaque droite et gauche.

8) Quel type d'insuffisance cardiaque est le plus
fréquente?

- L'insuffisance cardiaque gauche.

9) Pouvez-vous avoir une insuffisance cardiaque
gauche et droite en même temps?

- Oui.

10)   L'insuffisance cardiaque signifie-t-elle
que le cœur a cessé de fonctionner ?

- Non.

Chapitre 2

1)Les enfants peuvent-ils aussi souffrir d'une insuffisance cardiaque?

- Oui, même chez les nouveau-nés, les adolescents, etc.

2)Qu'est-ce que l'hypertension?

- L'hypertension est quand la pression artérielle est trop élevée.

3)L'hypertension peut-elle entraîner une insuffisance cardiaque?

- Oui.

4)L'abus d'alcool peut-il entraîner une insuffisance cardiaque?

- Oui.

5)L'abus de cocaïne peut-il entraîner une insuffisance cardiaque?

- Oui.

6)Pourquoi les sportifs ont-ils une fréquence cardiaque plus basse?

- Ils ont une fréquence cardiaque plus basse car leur cœur pompe suffisamment de sang dans le corps à chaque contraction.

7)La douleur thoracique est-elle toujours d'origine
   cardiaque?

- Non.

8)Qu'est-ce qui peut soulager les douleurs
   thoraciques associées à l'angine de poitrine?

- Le repos et les médicaments.

9)Qu'est-ce que la systolique?

- C'est quand le cœur se contracte.

10)   Qu'est-ce que la diastolique?

- C'est quand le cœur se détend.

Chapitre 3

1)Qu'est-ce que l'insuffisance cardiaque gauche?

- C'est lorsque le ventricule est rigide et ne se contracte donc pas suffisamment. Cela fait que le sang retourne dans les poumons par l'oreillette et provoque ainsi des symptômes pulmonaires.

2)Qu'est-ce que l'insuffisance cardiaque droite ?

- C'est lorsque les ventricules ne pompent pas suffisamment de sang ; le sang retourne dans la veine cave, ce qui peut éventuellement entraîner une prise de poids, un œdème périphérique, etc.

3)Qu'est-ce que la fraction d'éjection ?

- Il s'agit du pourcentage de sang pompé par le ventricule gauche à chaque battement du cœur.

4)Qu'est-ce qui est considéré comme une fraction d'éjection normale ?

- Une fraction d'éjection comprise entre 50% et 70%.

5)Qu'est-ce qui est considéré comme une faible fraction d'éjection ?

- Une fraction d'éjection inférieure à 50%.

6)Qu'est-ce qui est considéré comme une fraction d'éjection très faible ?

- C'est une fraction d'éjection inférieure à 40%.

7)Une fraction d'éjection normale indique-t-elle l'absence d'insuffisance cardiaque ?

- Non, vous pouvez avoir une fraction d'éjection normale tout en ayant une insuffisance cardiaque.

8)Qu'est-ce qui est considéré comme une fraction d'éjection élevée ?

- C'est une fraction d'éjection supérieure à 75%.

9)Qu'est-ce qui peut causer des souffles cardiaques ?

- Le rétrécissement des valves cardiaques.

10)   Qu'est-ce que la claudification ?

- C'est une douleur au membre inférieur en marchant.

Chapitre 4

1)Qu'est-ce qu'une maladie coronarienne ?

- Il s'agit d'une diminution du débit sanguin vers le cœur due au rétrécissement des artères coronaires par des plaques graisseuses.

2)Qu'est-ce qui peut causer des plaques graisseuses développées autour des artères coronaires ?

- L'athérosclérose.

3)Nommer les facteurs de la maladie coronarienne.

- L'obésité, le surpoids, le tabagisme, le diabète, le mode de vie sédentaire, etc.

4)Qu'est-ce que la circulation collatérale du cœur?

- La circulation collatérale consiste en de petits vaisseaux sanguins qui redirigent le sang autour d'une artère bloquée.

5)Nommer un signe ou un symptôme courant de maladie coronarienne.

- La douleur à la poitrine due à des activités physiques pouvant être soulagées avec ou sans repos.

6)Comment peut-on diagnostiquer une maladie coronarienne ?

- La maladie coronarienne peut être diagnostiquée par un test sanguin, un électrocardiogramme, un test d'effort, etc.

7)Qu'est-ce que l'artériectomie ?

- Il s'agit de l'élimination de la plaque de l'artère par des interventions chirurgicales.

8)Qu'est-ce que la décompensation cardiaque ?

- C'est à ce moment que les signes et symptômes de l'insuffisance cardiaque s'aggravent.

9)Nommer 3 systèmes de décompensation cardiaque.

- Le trouble ischémique, le système rénine-angiotensine et le remodelage cardiaque.

10)   Qu'est-ce qu'un trouble ischémique ?

- C'est lorsqu'il n'y a pas suffisamment de sang dans les tissus corporels.

Chapitre 5

1)Qu'est-ce que le remodelage cardiaque ?

- C'est le changement de forme, de structure, de taille et de fonction du cœur.

2)Donner un autre nom de remodelage cardiaque.

- Le remodelage ventriculaire.

3)Quelle est la principale cause du remodelage cardiaque ?

- Le dysfonctionnement cardiaque.

4)Qu'est-ce que l'arythmie ?

- C'est un rythme cardiaque irrégulier. C'est quand le cœur bat trop vite ou trop lentement.

5)Comment appelle-t-on aussi l'arythmie ?

- Elle peut aussi être appelé la dysrythmie.

6)Qu'est-ce que la bradycardie ?

- C'est un battement de cœur lent.

7)Qu'est-ce que la tachycardie ?

- C'est un battement de cœur rapide.

8)Quelle est la valeur de la fréquence cardiaque normale ?

- La fréquence cardiaque normale est comprise entre 60 et 100 battements par minute.

9)Qu'est-ce que l'anémie ?

- L'anémie est quand le nombre de globules rouges dans le sang est insuffisant.

10)   L'anémie peut-elle conduire à une insuffisance cardiaque ?

- Oui.

Chapitre 6

1)Qu'est-ce que l'œdème ?

- L'œdème se caractérise par un gonflement. Il est l'accumulation de liquide dans les tissus du corps.

2)Dans quelle partie du corps existe-t-il une congestion en cas d'insuffisance cardiaque du côté droit ?

- Aux membres inférieurs avec l'œdème.

3)Quelle est l'utilisation des diurétiques dans l'insuffisance cardiaque ?

- Les diurétiques sont utilisés pour le traitement d'œdème.

4)Quelle est la cause de l'œdème au bras ?

- Elle pourrait être due à une obstruction veineuse ou à une chirurgie mammaire.

5)L'œdème du membre inférieur est-il à l'origine de l'insuffisance cardiaque droite ou gauche ?

- Elle est à l'origine de l'insuffisance cardiaque droite.

6)L'œdème peut-il migrer ?

- Oui.

7) Quel est le temps de remplissage capillaire normal ?

- Moins de 2 secondes.

8) Qu'est-ce qui peut causer les varices ?

- Les varices peuvent être causées par des valvules veineuses défectueuses.

9) Qu'est-ce qui peut causer des ongles épais et ralentir leur croissance ?

- Une insuffisance artérielle.

10) Qu'est-ce qui peut causer des veines jugulaires plates ?

- L'hypovolémie et la déshydratation.

Chapitre 7

1)Quels sont les médicaments pour l'insuffisance cardiaque ?

- Les bêtabloquants, les anticoagulants, les diurétiques, etc.

2)Quelle est la fonction de l'inhibiteur de l'enzyme de conversion ?

- Il est utilisé pour le traitement de l'insuffisance cardiaque. Il empêche l'effet de vasoconstriction.

3)Quelle est la fonction d'un bêtabloquant ?

- Il réduit le travail du cœur ; ainsi, il ralentit le cœur.

4)Un bêtabloquant agit sur quel système du cœur ; le sympathique ou parasympathique ?

- Le système sympathique.

5)Qu'est-ce que l'hyperkaliémie ?

- L'hyperkaliémie est un taux élevé de potassium dans le sang.

6)Quels sont les facteurs de risque de l'hyperkaliémie ?

- L'insuffisance cardiaque congestive, le VIH, le diabète, etc.

7)Quelle est la fonction du potassium dans le
    cœur ?

- Le potassium permet une contraction adéquate
    du cœur ; ainsi, il permet au cœur de pomper
    le sang efficacement.

8)Quelle partie du corps régule le potassium ?

- Les reins.

9)Quel est le danger des diurétiques pour
    l'insuffisance cardiaque ?

- Certains diurétiques vous obligent à éliminer le
    potassium par l'urine.

10)   Qu'est-ce que la cardiomyopathie ?

- C'est une maladie du muscle cardiaque.

Chapitre 8

1)Quels sont les facteurs de risque de l'infarctus du myocarde, également appelé crise cardiaque ?

- Une mauvaise alimentation, l'âge, le manque d'activité physique, l'athérosclérose, le diabète, l'hérédité, etc.

2)Le repos soulage-t-il les douleurs thoraciques causées par l'infarctus du myocarde ?

- Non.

3)Quelles sont les caractéristiques des tissus cicatriciels du myocarde ?

- Les cicatrices sont rigides et n'ont pas le même pouvoir de contraction.

4)Qu'est-ce que la diaphorèse ?

- C'est une transpiration excessive inhabituelle.

5)La diaphorèse est-elle à l'origine d'une insuffisance cardiaque droite ou gauche ?

- Elle est à l'origine d'une insuffisance cardiaque gauche.

6)Qu'est-ce que l'apnée du sommeil ?

- L'apnée du sommeil est un trouble du sommeil lorsque la respiration cesse pendant une courte période.

7)L'apnée du sommeil peut-elle provoquer une insuffisance cardiaque ?

- Oui.

8)Comment l'apnée du sommeil peut-elle provoquer une insuffisance cardiaque ?

- L'apnée du sommeil peut provoquer une fatigue intense.

9)Qu'est-ce qu'un stimulateur cardiaque ?

- C'est un appareil qui aide le cœur à lutter contre les arythmies.

10)   Dans une situation où le rythme cardiaque est trop lent, que fait-on normalement pour maintenir un rythme cardiaque normal ?

- Un implant de stimulateur cardiaque.

Chapitre 9

1)Dans une situation où le rythme cardiaque est trop rapide, que fait-on normalement pour maintenir un rythme cardiaque normal ?

- L'administration de médicaments, l'ablation par radiofréquence, etc.

2)Qu'est-ce que l'hyperthyroïdie ?

- L'hyperthyroïdie est une sécrétion excessive d'hormone thyroxine pouvant accélérer anormalement le métabolisme du corps.

3)L'hyperthyroïdie peut-elle entraîner une insuffisance cardiaque ?

- Oui.

4)Comment l'hyperthyroïdie peut-elle conduire à une insuffisance cardiaque ?

- L'hyperthyroïdie fait que le cœur fonctionne à un rythme plus rapide que la normale, ce qui pourrait surcharger le cœur.

5)Une diminution de la pression artérielle est-elle une cause d'une insuffisance cardiaque gauche ou droite ?

- Une insuffisance cardiaque gauche.

6)Les crépitements sont-ils une cause d'une insuffisance cardiaque gauche ou droite ?

- Une insuffisance cardiaque droite.

7)Qu'est-ce que l'hépatomégalie ?

- Il s'agit d'une taille de foie anormalement
  hypertrophiée.

8)L'hépatomégalie est-elle une cause d'une
  insuffisance cardiaque gauche ou droite ?

- Une insuffisance cardiaque droite.

9)Qu'est-ce que la dyspnée ?

- C'est une difficulté à respirer.

10)   La dyspnée est-elle une cause d'une
  insuffisance cardiaque gauche ou droite ?

- Une insuffisance cardiaque gauche.

Chapitre 10

1)Qu'est-ce que l'orthopnée ?

- C'est une difficulté à respirer en position couchée.

2)L'orthopnée est-elle une cause d'une insuffisance cardiaque gauche ou droite ?

- Une insuffisance cardiaque gauche.

3)Qu'est-ce que la cyanose ?

- C'est une coloration bleuâtre de la peau ou des muqueuses due à un apport insuffisant en oxygène.

4)La cyanose est-elle une cause d'une insuffisance cardiaque gauche ou droite ?

- Une insuffisance cardiaque gauche.

5)Qu'est-ce que l'asthénie ?

- L'asthénie est une faiblesse, un manque de force physique dans le corps.

6)L'asthénie est-elle une cause d'insuffisance cardiaque gauche ou droite ?

- Une insuffisance cardiaque gauche.

7)Qu'est-ce que l'ascite ?

- L'ascite est une accumulation anormale de liquides dans l'organisme pouvant être causée par une insuffisance cardiaque congestive, une cirrhose du foie, etc.

8)L'ascite est-elle une cause d'une insuffisance cardiaque gauche ou droite ?

- Une insuffisance cardiaque gauche.

9)Qu'est-ce que la nycturie ?

- La nycturie est la nécessité d'uriner fréquemment la nuit.

10)   La nycturie est-elle une cause d'une insuffisance cardiaque gauche ou droite ?

- Une insuffisance cardiaque droite.

Chapitre 11

1)Quelle est la saturation optimale en oxygène ?

- 100%.

2)La diminution de la saturation en oxygène est-elle une cause d'une insuffisance cardiaque gauche ou droite ?

- Une insuffisance cardiaque gauche.

3)L'augmentation du poids est-elle une cause d'une insuffisance cardiaque gauche ou droite ?

- Les deux, l'insuffisance cardiaque gauche et l'insuffisance cardiaque droite.

4)Qu'est-ce que l'oligurie ?

- L'oligurie est une condition de faible débit urinaire.

5)L'oligurie est-elle une cause d'une insuffisance cardiaque gauche ou droite ?

- Une insuffisance cardiaque gauche.

6)Qu'est-ce que l'anurie ?

- L'anurie est une insuffisance rénale. Les reins ne produisent plus d'urine.

7)L'anurie est-elle une cause d'une insuffisance cardiaque gauche ou droite ?

- Une insuffisance cardiaque gauche.

8)La turgescence jugulaire est-elle une cause d'une insuffisance cardiaque gauche ou droite?

- Une insuffisance cardiaque droite.

9)La tachypnée est-elle une cause d'une insuffisance cardiaque gauche ou droite ?

- Une insuffisance cardiaque gauche.

10) Les personnes souffrant d'insuffisance cardiaque peuvent-elles mener une vie normale ?

- Oui, si elles changent leur mode de vie et qu'elles ont recours aux traitements et médicaments appropriés et qu'elles soient conscientes de leur état de santé.

Conclusion

Merci encore une fois d'avoir téléchargé ce livre. J'espère que cela vous a aidé à comprendre l'effet de l'insuffisance cardiaque sur la vie des gens qui souffrent de cette maladie.

S'il vous plaît, si vous avez apprécié ce livre, j'aimerais que vous laissiez un commentaire. Il serait apprécié.

Je vous remercie.